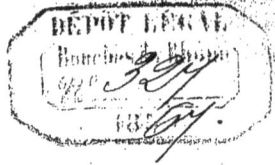

TRAITÉ

DES

ERREURS POPULAIRES

RELATIVES AUX

MALADIES VÉNÉRIENNES

PAR

Alphonse DALMAS

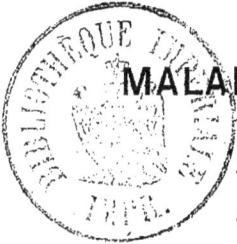

Médecin, reçu Pharmacien de 1re Classe, Membre correspondant de
la Société Médicale de Nimes, ex-professeur particulier de
Sciences médicales à Paris, ex-Vice-Président et
Professeur de la Société du Mesmérisme de Paris.

MARSEILLE

IMPRIMERIE SAMAT

Quai du Canal, 9.

1867.

QUELQUES SYNONIMES

Admis dans le langage usuel, pour faciliter l'intelligence de ce qui suit.

Syphilis.— Maladie ou mal vénérien.

Gonorrhée.— Chaude-pisse, inflammation de l'urètre, blennorrhagie, blennorrhée, écoulement.

Epidymite.— Orchite, chaude-pisse tombée dans les bourses.

Chancre.— Ulcère vénérien.

Goutte militaire.— Suintement, gonorrhée chronique.

PRÉFACE

« Je voudrais, dit le professeur Richerand, que les hom-
« mes les plus éclairés en morale, en politique et sur toutes
« les autres parties des sciences et des arts, se réunissent
« pour publier un recueil des erreurs les plus accréditées
« sur chacun des objets dont ils s'occupent. »

Ce congrès souhaité par le célèbre chirurgien dont nous
venons de citer les paroles, n'ayant pas encore eu lieu et ne
paraissant pas devoir se réaliser de sitôt, bien que le besoin
n'en soit pas moindre aujourd'hui qu'à aucune autre époque,
j'ai pensé qu'il vaudrait mieux y suppléer par des travaux
individuels que d'attendre indéfiniment l'œuvre collective,
vœu de Richerand, œuvre préférable sans doute, accomplie
dans les conditions qu'il exprime, mais non indispensable
pour le plus grand nombre de cas.

C'est dans cette pensée que, souvent témoin de l'utilité
dont serait un ouvrage sur les erreurs populaires relatives
aux maladies vénériennes, je me suis déterminé à traiter
pour les gens du monde ce sujet important.

Mes opinions en cette matière n'auront pas, il est vrai,
le degré d'autorité désiré par l'illustre professeur que je viens
de citer, mais je ferai observer que la plupart des médecins
sont suffisamment aptes à signaler des erreurs vulgaires
sinon scientifiques, de ces erreurs que considère comme telles
l'unanimité du corps médical, ou le simple demi-savoir ou
encore l'unique bon sens.

Le lecteur auquel s'adresse cette modeste brochure a donc
moins à se préoccuper de la valeur scientifique de son auteur
que de la manière dont a été traité le sujet. Sous ce dernier
rapport, J'AI BESOIN DE son indulgence.

TRAITÉ

DES

ERREURS POPULAIRES

RELATIVES AUX

MALADIES VÉNÉRIENNES

DES MÉDICATIONS EMPIRIQUES

Employées vulgairement contre les Maladies Vénériennes.

Le peuple, qui possède toujours contre les maladies, même incurables, un arsenal de remèdes infaillibles, n'en saurait manquer contre celles qui font l'objet de cette brochure ; aussi le nombre en est-il respectable. Je ne crois pas devoir les énumérer ici ni encore moins en faire la critique, ce serait, sans beaucoup de profit pour le lecteur, dépasser les limites que je me suis imposées dans ce modeste travail.

J'ai pensé pouvoir atteindre le même but en enveloppant tous les remèdes de cette catégorie dans les quelques généralités suivantes, sur leur valeur et le degré de confiance qu'ils doivent inspirer.

Une foule de circonstances des plus communes peuvent donner naissance à une médication empirique, un plus grand nombre encore l'aident à faire son chemin.

Il suffit, dans le premier cas, de la coïncidence d'une guérison avec l'action présumée d'une drogue quelconque, bien que celle-ci ait véritablement agi en sens inverse ou n'ait en rien influencé cette guérison, ou bien que favorable à ce résultat, elle eut été seule insuffisante pour le déterminer.

Il suffit encore d'une particularité d'aptitude à être favorablement influencé par une substance quelconque, observée chez un individu malade ; d'une induction hasardée par un ignorant présomptueux, comme il s'en trouve tant, qui aiment à exercer sur la médecine leur oisive sagacité. L'influence des idées préconçues en cette matière, complète l'illusion.

Il y a encore, ce qui n'est pas rare, cette disposition à croire dans une sorte d'inspiration, dont ne sont pas exempts même les gens les plus dépourvus de connaissances.

Mettons en ligne de compte l'ignorance dans laquelle sont les inaptes et parfois les ineptes inventeurs de remèdes, que toute la médecine n'est pas dans les agents thérapeutiques, mais tout autant dans la connaissance de leur indication et du diagnostic, du diagnostic dont ils ne soupçonnent pas plus les difficultés que l'importance.

L'ignorance où ils sont qu'une maladie peut être influencée favorablement par plusieurs médications très différentes, et que la connaissance d'un bon remède ne permet pas de nier l'existence de tout autre, également bon ou supérieur à lui ; et que de même qu'il n'existe pas de véritables synonymes dans une langue, il n'est jamais complètement indifférent d'employer chez tel ou tel individu, et contre la même maladie, l'un ou l'autre de deux médicaments possédant des propriétés semblables.

Je ne pousserai pas plus loin cette énumération des origines ordinaires des médications empiriques, et je ne citerai également qu'un petit nombre de leurs modes de propagation.

Celles-ci se répandent par le secret désir que chacun éprouve de leur efficacité, par la crédulité proverbiale des malades, par l'intérêt commun qui s'attache à leur but, par la violence ordinaire de l'instinct de conservation auquel elles s'adressent, par la difficulté, pour les gens étrangers à la médecine, de les pouvoir juger en dehors de l'expérimentation et même avec elle, par la disposition où sont les malades à crier miracle ! quand par hasard ils croient leur devoir un soulagement, et à se taire, honteux de leur crédulité, dans le cas contraire.

Par l'intérêt pécuniaire qu'y trouve parfois celui qui les prône, ou, le simple désir d'attirer sur soi l'attention des autres.

Enfin, par l'attrait du merveilleux, et la facile contagion de l'enthousiasme.

Je terminerai ce chapitre par une observation sur laquelle j'appelle l'attention du lecteur : c'est que, grâce aux progrès exceptionnels qui se sont opérés dans cette partie de la médecine que nous considérons ici, la maladie qu'elle a pour objet n'offre plus guère de dangers que dans l'inobservation des prescriptions de la science, ou dans l'intervention des préjugés qui ont cours sur elle.

Il faut donc le dire bien haut, le peuple n'a plus, à ce sujet, rien à demander à l'empirisme. Il ne saurait trop se tenir en garde contre cette multitude de gens habiles qui, sans la moindre étude, se font forts de le tirer d'embarras dans toutes les maladies possibles, et même impossibles , contre ces ridicules esprits forts en matière de médecine scientifique qui, depuis la publication des petits livres de M. Raspail, en particulier, se rencontrent partout, tranchent à leur manière toutes les questions relatives à l'art de guérir, ont pour tous les phénomènes morbides une théorie de leur crû, obsèdent ceux qu'ils approchent , quand ils ne les rendent pas dupes de leur sotte présomption.

DANGERS AUXQUELS S'EXPOSENT CEUX QUI PRÉTENDENT SE TRAITER EUX-MÊMES , SUR LA SIMPLE INDICATION D'UN REMÈDE.

Ce chapitre servira de complément au précédent , c'est encore de la présomption ignorante qu'il s'agit, se substituant à la direction éclairée du médecin; mais au seul point de vue des dangers auxquels elle expose.

INJECTIONS URÉTRALES.

Cette médication de l'écoulement gonorrhéique, bien connue des gens étrangers aux sciences médicales, est souvent employée par eux sans consultation préalable.

Ils connaissent d'une injection astringente la substance qui lui communique cette qualité, et, sans se soucier des proportions dans lesquelles doit se faire le mélange, ni des périodes de la maladie , qui contre-indiquent l'emploi de ce médicament , ils le composent sur des indications des plus vagues et se l'administrent résolument au plus fort de l'inflammation urétrale, tout aussi bien qu'à une autre époque de l'affection.

De là l'origine d'une bonne partie des cas d'épidydimite ; de chaude-pisse cordée, d'irritation si douloureuse du col de la vessie, de rétrécissements actuels ou ultérieurs, de catarrhe vésical , d'abcès de la prostate et de bien d'autres accidents consécutifs.

BOISSONS ÉMOLLIENTES TROP PROLONGÉES.

Nous avons fait un chapitre spécial sur ce sujet et avons fait observer qu'elles perpétuent fort souvent la Gonorrhée.

CAPSULES PRISES TROP LONGTEMPS ET EN TROP FORTE QUANTITÉ A LA FOIS.

Elles fatiguent les voies digestives, souvent sans bénéfice contre la maladie primitive.

LIQUIDÉS ASTRINGENTS EN TOPIQUE CONTRE TOUS LES CHANCRES INDIFFÉREMMENT.

Ils exposent dans le cas de chancre induré , à la rétrocession dans l'organisme du virus syphilitique , c'est le cas d'appliquer à la locution populaire : *ils renferment le loup dans la bergerie.*

CAUTÉRISATION DE TOUS LES CHANCRES SANS DISTINCTION.

Présentent les mêmes inconvénients.

Je ne pousserai pas plus loin cette liste des nombreux dangers auxquels expose la cause que nous considérons dans ce chapitre , j'ai voulu n'en citer que quelques-uns des plus communs , uniquement dans le but de fixer l'attention sur eux.

J'aurais pu indiquer aussi les accidents qui résultent des méprises inévitables de diagnostic auxquelles sont exposés ceux qui, ne connaissant pas les maladies , s'obstinent à les vouloir traiter eux-mêmes. Je me contenterai de signaler cette autre cause d'erreur, sans entrer, à cet égard, dans des détails inutiles et fastidieux.

DU TRAITEMEMT DES MALADIES VÉNÉRIENNES PAR LE REMÈDE LEROY.

Les purgatifs , les vomi-purgatifs employés seuls ou entrant comme principale médication dans un traitement, sont de peu d'efficacité contre les maladies vénériennes. Cette observation, parfaitement établie dans la science, et qu'il est d'ailleurs facile de vérifier, nous dit assez clairement à quoi il faut s'en tenir sur les prétendus prodiges du remède Leroy dans les mêmes circonstances, car ce médicament fameux ne diffère en rien des autres par ses effets évacuants , et n'est , à cet égard , nullement doué de spécificité d'action , ainsi qu'on se l'imagine généralement. On peut même dire , qu'à part les indications particulières ; ce remède , ainsi que les autres vomitifs ou purgatifs, sont toujours nuisibles dans le cas en question, en ce sens qu'ils débilisent le malade, sans profit pour lui-même.

Les personnes étrangères aux connaissances médicales sont trop portées à croire que pour toute viciation du sang, il n'existe pas de meilleurs dépuratifs que les évacuants, que ceux-ci ne sauraient jamais nuire, ni même être pris sans uelqu'avantage.

BIÈRE

Il est de règle en médecine, de considérer comme essentiellement mauvais à l'égard d'une maladie, toute substance médicamenteuse ou alimentaire de nature à causer seule une maladie semblable ou analogue.

Or, la bière, qui a la singulière propriété de produire, quand elle est prise en suffisante quantité, un écoulement purulent du canal de l'urètre, est naturellement contre-indiquée dans le cas d'écoulement contagieux du même organe; tous les Traités de maladies vénériennes et tous les médecins informés de cette particularité, sont d'accord pour placer cette boisson en tête des aliments dont le malade, dont nous nous occupons, doit s'abstenir.

Et pourtant il est excessivement commun de rencontrer de ces derniers qui ne croient rien pouvoir mieux faire que de se gorger de bière, pour cette raison qu'elle active la secrétion urinaire, et aussi parce que, disent-ils, elle rafraîchit. Ce fait seul nous fournit un exemple bien frappant du danger qu'il y a à se traiter soi-même, à l'aide de connaissances incomplètes en médecine.

La bière serait sans doute une excellente boisson, si son action sur les voies urinaires se limitait dans les reins, mais l'observation nous apprend qu'elle agit sur la muqueuse du canal de l'urètre, comme un stimulant énergique, et cette circonstance suffirait pour obliger les médecins à ne tenir aucun compte de la propriété diurétique de cette liqueur, et la rejeter comme nuisible dans tous les cas d'inflammation urétrale.

LA BIÈRE RAFRAICHIT-ELLE ?

Autant que le pourrait une boisson alcoolique, c'est-à-dire, une boisson essentiellement échauffante.

Ce qui la fait considérer comme rafraîchissante, est le bien-être qu'on éprouve en la buvant dans les chaleurs d'été. Mais ce bien-être vient précisément de la stimulation qu'éprouve alors l'organisme tombé dans un état de paresse et d'atonie, sous l'influence d'une haute température et de l'absorbtion de la forte proportion d'eau que contient cette boisson et dont l'indigestion répond au besoin qu'on éprouve, alors qu'une transpiration abondante a fait un vide dans les vaisseaux.

Une autre raison ferait proscrire la bière du régime des malades affectés de gonorrhée, si les premières n'eussent pas été suffisantes, c'est la stimulation des organes sexuels quelle exerce chez beaucoup de personnes, stimulation que le malade doit toujours éviter dans les inflammations des voies urinaires.

TISANES ÉMOLLIENTES.

Beaucoup de malades s'imaginent qu'ils ne sauraient trop longtemps prendre de tisanes émollientes dans un cas de gonorrhée, et ne verraient même pas sans inquiétude celle-ci disparaître, s'ils n'en avaient pas absorbé dans le cours de leur traitement.

Ce sont deux erreurs, dont la première expose à perpétuer la maladie, quant à la seconde, elle n'a pas d'autre inconvénient qu'un souci sans motif réel.

Les tisanes émollientes sont utiles (mais non indispensables), dans la période d'acuité de l'inflammation urétrale, seulement; elles ont pour but et pour effet, d'activer la secrétion de l'urine et de communiquer à celle-ci une partie de leur onctuosité, afin qu'elle irrite moins à son passage la muqueuse enflammée.

APPLICATION DE LA MÉDICATION DITE DE RASPAIL,
CONTRE LES MALADIES VÉNÉRIENNES.

Il est peu d'innovateurs en médecine qui aient, ainsi que M. Raspail, trouvé dans le peuple un accueil plus sympathique à leurs idées, un engoûment plus prononcé.

Le succès de vogue obtenu par ce savant a été magnifique. Sera-t-il aussi durable? c'est ce que l'avenir nous apprendra.

Je ne veux ici donner mon opinion que sur la valeur générale du traitement qu'il recommande contre les maladies vénériennes, je ne puis même m'en dispenser, parce que cette médication est souvent employée de confiance dans la classe ouvrière surtout, et qu'elle est en opposition sur beaucoup de points avec les faits observés par l'universalité des médecins.

A ce double titre, cette médication appartient à notre brochure.

M. Raspail n'accepte guère, des médicaments généralement employés contre les maladies vénériennes, que la salsepareille, l'iodure de potassium et les injections astringentes ; le traitement se complète par l'ensemble des composés pharmaceutiques propres à son système (préparations camphrées, *intus et suprà*, aloës, eau sédative, écorce de grenade, etc.).

Quant au mercure, il est l'objet de la réprobation la plus absolue, désaprouvé dans toutes les circonstances, et, par une singulière contradiction, M. Raspail ne craint pas ailleurs de recommander l'usage du proto-chlorure de mercure ou calomel, pour certains cas. Le calomel ! le sel qui détermine le plus promptement et le plus sûrement le mercurialisme.

Du baume de copahu et du poivre cubèbe, il n'en est pas plus question dans le Manuel donné pour guide que s'ils n'existaient pas, mais ils sont remplacés dans leurs indications par la salsepareille, l'ïodure de potassium, les injections astringentes et une partie de la médication anti-vermineuse, favorite de l'auteur.

C'est-à-dire que celui-ci passe sous silence les plus précieuses conquêtes qu'ait faite la thérapeutique de la gonorrhée, et traite cette maladie par des médicaments fort estimés, sans doute, mais seulement contre d'autres manifestations bien différentes, de la contagion syphilitique.

Je connais, il est vrai, des cas de guérison de gonorrhée avec le seul traitement de M. Raspail, mais j'ai la conviction que la force médicatrice de la nature en a fait tous les frais.

Quant aux injections, il n'est nullement question dans le Manuel des périodes de la maladie qui réclament ou contre-indiquent leur emploi. Cette abstention de l'auteur n'est pas sans dangers pour les malades, ainsi que je l'ai démontré ailleurs.

Je ne dirai rien de la médication anti-vermineuse, autrement dit, de la médication propre à M. Raspail, appliqué aux maladies vénériennes, sinon qu'amplement satisfait de celle qui a pu réunir les suffrages du corps médical tout entier, je n'ai pu me déterminer à faire sur mes malades l'essai de moyens si peu rationnels, au point de vue de l'état actuel de la science ; laisser, sans motif, le certain pour l'incertain, le vrai pour l'invraisemblable.

LOCUTIONS POPULAIRES SOUVENT INEXACTEMENT APPLIQUÉES.

—

BLANCHIR LE MAL.

Cette expression pittoresque, comme toutes celles d'origine populaire, est assez intelligible en elle-même pour se passer d'explication.

Je ne l'inscris ici que pour blâmer l'abus qu'on en fait ; les malades croiraient volontiers que tous les cas de maladie vénérienne se peuvent *blanchir*, autrement dit : dissimuler sous la seule disparution de ses signes physiques; ce qui n'est pas exact.

Il n'y a guère que le chancre induré, les bubons d'emblée et indurés, certains cas d'accidents secondaires et tertiaires qui puissent, comme l'on dit, être blanchis, parce qu'ils réclament un traitement prolongé au-delà de l'époque de leur disparution.

Cette expression *blanchir le mal*, appliquée à la syphilis, a été inspirée par la défiance peu éclairée d'un certain nombre de malades et adoptée par l'esprit de dénigrement de quelques médecins jaloux; ce sont les mêmes dispositions morales qui l'ont conservée dans le langage du peuple.

Celui-ci doit donc la considérer comme non applicable à tous les cas, et comme étant de nature à lui inspirer une inquiétude souvent mal fondée.

RENFERMER LE LOUP DANS LA BERGERIE.

Autre locution exprimant à peu près la même chose que la précédente, avec cette différence seulement, qu'elle signifie plus particulièrement l'action de tarir un écoulement ou une suppuration, par des médicaments exclusivement externes. Les observations qui, du reste, accompagnent la première, s'appliquent tout aussi bien à celle-ci.

MERCURE.

C'est le sort attaché à toute substance médicamenteuse énergique, quelque précieuse qu'elle puisse être d'ailleurs par ses propriétés, d'inspirer à la plupart des malades une invincible répugnance

Il suffit qu'elle ait parfois, entre des mains inhabiles, ou fortuitement, donné lieu à des accidents plus ou moins sérieux (ce qui doit nécessairement arriver à l'égard de médicaments d'une haute valeur thérapeutique, puisqu'à ce titre ils sont fréquemment employés), pour que le médecin se trouve à l'avenir dans la nécessité d'en dissimuler la présence dans ses prescriptions. C'est ce qui arrive tous les jours, quand il s'agit d'administrer l'opium, les préparations arsénicales , mercurielles, la morphine, la strychnine et même le sulfate de quinine, etc., c'est-à-dire des agents médicamenteux sans lesquels la médecine serait privée de ses plus précieuses ressources.

L'instinct de conservation est en général si prompt à s'inquiéter à la seule pensée d'ingérer une substance de cette nature, que la raison, qui suffirait seule, à l'aide d'un peu de réflexion, pour triompher de cette répugnance, semble n'être même pas consultée.

En effet, ce qui inspire cet éloignement peu réfléchi pour les médicaments de cette catégorie, c'est la qualification de poison qui leur est ordinairement donnée. Cette circonstance ne justifie pourtant pas une telle disposition morale : car si on doit appeler poison tout ce qui, pris à l'intérieur, est susceptible de tuer un être vivant, trouvera-t-on dans la nature une substance qui, prise à doses excessives, ne soit dans ce cas? Il n'est pas jusqu'aux aliments qui, à ce point de vue, ne puisse être considéré comme tel, puisqu'ingérés en suffisante quantité ils sont capables de causer une indigestion mortelle, tandis que l'acide prussique, l'arsenic, etc., peuvent toujours être pris en assez faibles proportions, et pendant longtemps pour ne déterminer aucune perturbation dans les fonctions organiques.

Cette répugnance que nous observons chez les malades pour les médicaments énergiques, reconnus comme poisons, repose encore sur une autre idée également fausse, beaucoup se figurent que ces substances dangereuses, absorbées à trop faibles doses pour incommoder immédiatement, restent indéfiniment dans l'organisme, s'y accumulent à mesure qu'on en continue l'usage, jusqu'à ce qu'ils s'y trouvent en suffisante quantité pour que leur action délétère éclate un jour par des symptômes d'empoisonnement.

Cette manière de voir n'est pas encore conforme à ce qui se passe réellement.

Il faut, pour s'en convaincre, observer que notre corps se compose d'un nombre déterminé et très restreint d'éléments chimiques et en proportion définies, invariables. Tout ce que nous ingérons d'étranger à cette constitution élémentaire de l'organisme en sort par les émonctoires naturels dont il est amplement pourvu, comme la vessie, l'intestin, les pores de la peau, etc., et s'il s'en introduisait quelques atômes dans la trame des tissus organiques, ils en devraient être éliminés au bout d'un temps assez court, en vertu de cette loi qui entretient, au sein de ces derniers, un mouvement perpétuel d'absorption et d'élimination de tous les éléments qui les constituent, ces considérations s'appliquent plus particulièrement aux poisons tirés du règne minéral, quand aux poisons de nature végétale ou animale, également ingérés en petites quantités, ils sont immédiatement poussés vers les émonctoires physiologiques, quand les influences dérivées de la vie en action ne les ont pas décomposés.

Je n'ai pas cru pouvoir mieux combattre les préventions contre le Mercure dans le traitement de la syphilis, que par les généralités qui précèdent, elles répondent victorieusement à tout ce qui a été dit et écrit de trop absolu contre l'emploi de ce métal dans la thérapeutique.

La conclusion pratique de tout ceci est que le Mercure, administré à propos, constitue un médicament précieux, et, comme toutes les substances douées de propriétés énergiques, ne produit d'effets pernicieux sur les malades que dans le cas où ils en abusent c'est-à-dire en continuant trop longtemps l'usage, ou en prennent trop à la fois.

Les *mercurophobes* pourraient supposer que la médecine manque de moyens suffisants pour régler avec certitude et assez de précision la médication qui leur répugne tant, de façon que les malades ne seraient pas toujours sûrs de n'en pas abuser, faute d'en être assez tôt avertis : ils seraient à cet égard dans une complète erreur, car il existe une gradation constante dans les manifestations morbides auxquelles donne lieu l'abus du Mercure. A la première de ces manifestations, il èst de régle d'en suspendre immédiatement l'emploi, et jamais, en se conformant à cette manière de procéder, il n'en est résulté d'accidents de la moindre importance, pas plus à une époque éloignée que dans le présent.

Les adversaires , *ordinairement intéressés* , des préparations mercurielles, ont été jusqu'à mettre sur leur compte à peu près tous les accidents successifs qui se produisent à la suite d'une infection syphilitique, bien qu'il soit établi que ces accidents se rencontrent au moins aussi fréquemment chez les malades qui n'ont jamais pris de médicaments de cette nature, que chez ceux placés dans la condition contraire; mais comme ces Messieurs ne s'adressent jamais qu'aux gens étrangers à la médecine, ils savent fort bien qu'ils ignorent cette circonstance, et n'en atteignent que mieux leur but, qui consiste, pour la plupart, à substituer à leur profit des médicaments secrets à d'autres bien connus, mais contre lesquels il existe une prévention populaire.

J'aime à croire que M. Raspail, un des plus fougueux détracteurs du métal incriminé, ne soit mu, dans l'opposition qu'il lui fait, que par un sentiment généreux et une intime conviction, mais avant de se ranger à sa manière de voir, il serait bon de lui demander quelque chose de plus que des assertions sans preuves et sans démonstration aucune, au sujet des griefs dont il charge un agent médicamenteux, qui a pour lui toutes les générations médicales, depuis la constatation de ses propriétés anti-syphilitiques.

En attendant cette satisfaction, il sera permis de supposer que le célèbre réformateur ne s'est pas suffisamment défié de sa propre imagination.

On croit généralement que le médecin qui ne répudie pas le Mercure, le donne dans tous les cas de maladie vénérienne. C'est une grosse erreur, les praticiens les plus distingués dans la spécialité qui nous occupe, ne le prescrivent ni contre les écoulements, ni contre les chancres simples, qui sont de beaucoup les plus nombreux, ni contre les accidents tertiaires de la syphilis, ni contre beaucoup d'autres modes de manifestations de cette nature, que nous ne pouvons guère mentionner dans cet ouvrage.

SALSEPAREILLE.

Si le Mercure a été calomnié, la Salsepareille, qu'on lui donne souvent pour rivale, n'a pas à se plaindre du même sort.

Il est vrai que beaucoup de praticiens recommandables sourient malicieusement à propos des merveilleuses propriétés qui lui sont attribuées, et de la haute faveur populaire qu'elle s'est acquise.

On sourit, mais on n'en subit pas moins les effets de sa vaste réputation, car il y aurait de la témérité à ne pas la prescrire dans la plupart des cas de mal vénérien.

Et aussi, parce qu'il est permis de douter qu'une confiance si générale et si ancienne que celle dont jouit cette racine pût ne reposer que sur des propriétés purement illusoires.

Elle devrait, en effet, être depuis longtemps oubliée, si son usage n'eût constamment donné lieu qu'à des déceptions; si, cependant les diverses préparations, dont cette plante fait la base, répondent si rarement à l'attente du malade, il faut supposer qu'il existe en elles quelque vice; qu'elles n'en représentent pas toujours la totalité des principes actifs, qui sont : la salseparine et une huile essentielle particulière.

En effet, la salseparine n'étant que faiblement soluble dans l'eau, et l'huile essentielle étant volatile, la décoction ne renferme qu'une faible partie du premier de ces deux principes, et pas un atôme de l'autre. L'infusion est encore moins riche en salseparine, mais elle retient une bonne partie de l'essence. La digestion serait peut-être meilleure que chacune de ces deux préparations, parce qu'elle réunit les avantages de l'une et de l'autre, mais à un moindre degré. La macération est théoriquement mauvaise. Le sirop du codex est complétement dépourvu d'essence, mais il représente toute la salseparine, qui est entièrement soluble dans l'alcool.

La meilleure préparation de la Salsepareille serait donc celle qui réunirait et conserverait la totalité des deux principes à la fois.

Cette préparation je l'ai trouvée dans la formule que donne M. Bouchardat, et qu'il intitule: *Essence de Salsepareille.* Le célèbre pharmacien en chef de l'Hôtel-Dieu de Paris propose de traiter successivement cette plante par l'alcool et la décoction, de réunir le macératé alcoolique au décocté, et et d'y ajouter une suffisante quantité de sucre, pour former une liqueur agréable et susceptible de se conserver.

Sous cette forme, la Salsepareille donne véritablement tout ce qu'elle renferme de principes médicamenteux.

Dans cette conviction, j'ai fait préparer chez moi depuis quelques jours seulement, l'essence de Salsepareille, et j'ai cru remarquer, dès le début de l'expérimentation à laquelle je me livre à ce sujet, une notable supériorité dans cette combinaison pharmaceutique.

HYPOCHONDRIE SYPHILITIQUE.

J'appellerai ainsi cette tristesse, cette profonde préoccupation qui s'observe chez certaines personnes à la suite d'une maladie vénérienne dont elles ne se croient pas parfaitement guéries, bien qu'il n'en reste plus de traces ou seulement quelques sensations vagues et rares dans les organes sexuels, une simple rougeur à la base du gland, où à l'orifice du canal, un suintement douteux dans ce dernier.

L'hypochondriaque de la syphilis rapporte à cette affection toutes celles d'une autre nature qui lui peuvent survenir, et ce n'est pas chose facile que d'ébranler sa conviction à cet égard.

J'ai connu un malheureux de cette catégorie, un limonadier retiré, dont le désespoir, entretenu par une goutte militaire, s'est traduit un jour par le suicide.

Cette aliénation mentale, qui n'est qu'une illusion relative à la syphilis, devait naturellement trouver sa place ici.

CHAUDE-PISSE CORDÉE.

Quant l'inflammation du canal de l'urètre est portée à son plus haut degré, cet organe donne au toucher la sensation d'un corps dur et cylindrique, assez semblable à une corde, de là vient la qualification de cordée, donnée par le peuple à cet accident ; comme les érections sont alors fréquentes et douloureuses, et la verge en même temps recourbée, de même qu'un arc tendu, par le fait de la perte temporaire qu'a subi le canal de son extensibilité normale, des gens du peuple ont eu l'idée de faire cesser cette courbure à l'aide d'un fort coup de poing, s'imaginant, sans pourtant s'en rendre compte que douleurs et érections pourraient ainsi disparaître en même temps.

C'est en effet ce qui ordinairement a lieu, cette manœuvre grossière déterminant toujours une perte abondante de sang par l'urètre. Grâce à son efficacité réelle, *l'opération du coup de poing* est depuis longtemps en faveur dans les casernes et les ateliers, mais elle n'est pas toujours aussi innocente qu'expéditive, car sans compter la douleur atroce qui l'accompagne, l'hémorrhagie qu'elle détermine est parfois excessive et capable d'entraîner à sa suite et pendant plusieurs jours, une extrême faiblesse, le sang peut s'infiltrer par la déchirure de l'urètre dans le tissus cellulaire environnant, et entraîner dans cette région de graves désordres, et puis cette déchirure laisse après elle une cicatrice, qui plus tard deviendra une cause puissante et le siége probable d'un rétrécissement urétral.

Le coup de poing contre la chaude-pisse cordée, a non-seulement contre lui les dangers auxquels il expose, mais encore l'infériorité comme ressource thérapeutique aux moyens que la médecine lui préfère, tels qu'une application de sangsues, une saignée dans certains cas, secondés par les bains locaux et généraux, le repos, un régime doux, des boissons émollientes, etc.

Cette médication ne donne jamais lieu à rien de fâcheux, elle est facile à suivre, et guérit tout aussi sûrement.

INJECTIONS DE L'URÈTRE CONSIDÉRÉES COMME CAUSES DES RÉTRÉCISSEMENTS DE CE CANAL.

Les injections astringentes ou irritantes sont-elles la cause de tous les rétrécissements du canal de l'urètre ?

Non, puis-qu'on observe cette affection chez des personnes qui n'ont jamais usé d'injections et qu'elle ne se manifeste que chez un très petit nombre de ceux qui se trouvent dans la condition contraire.

D'où viennent donc les rétrécissements ?

Presque toujours de la gonorrhée, et si les injections les peuvent déterminer, ce qui est contesté, ce ne doit être que

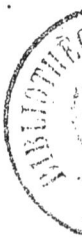

dans le cas où ces liquides sont trop concentrés, et par conséquent de nature à exaspérer l'inflammation du canal.

PRÉJUGÉS RELATIFS A LA RÉSOLUTION DES BUBONS.

Un bubon peut se terminer de deux manières, par suppuration ou par résolution.

La plupart des savants en syphilographie n'attachent pas plus d'importance à l'une qu'à l'autre de ces deux terminaisons. Mais beaucoup de malades ne voient pas sans inquiétude leur bubon s'affaisser et disparaître sans suppression préalable, s'imaginant que le mal est rentré pour reparaître plus tard sous une forme ou sous une autre.

Ils ont tort, car selon l'observation, la suppuration d'un bubon ne met pas toujours à l'abri d'accidents ultérieurs, et tout bubon résolu n'est pas nécessairement suivi d'autres manifestations de l'infection syhilitiques.

INCONVÉNIENTS DE NÉGLIGER UN ÉCOULEMENT.

Il est unanimement admis en médecine, que la gonorrhée est en général d'autant plus difficile à guérir qu'elle est plus ancienne. Outre cette difficulté, qui résulte de sa durée, elle expose encore, tant qu'elle existe, à des complications telles que l'orchite, les rétrécissements, les douleurs articulaires, l'inflammation du col vésical, le catarrhe de la vessie, et entretient dans l'organe malade une aptitude plus prononcée à subir une nouvelle contagion.

ERREUR RELATIVE A L'ÉCOULEMENT URÉTRAL CONSIDÉRÉ DANS SON MODE DE GÉNÉRATION.

L'écoulement gonorrhéique provient-il de petits ulcères situés dans le canal, comme beaucoup de malades se l'imaginent ?

Non, mais bien d'une inflammation de la muqueuse qui tapisse cet organe.

C'est un caractère de l'inflammation de toutes les membranes muqueuses, de secréter, après une première et courte période, un liquide anormal plus ou moins abondant, et plus ou moins semblable à celui qui s'observe dans la gonorrhée. S'il existe parfois une lésion de continuité dans ces parties, ce ne sont jamais que des érosions très-superficielles produites vraisemblablement par l'âcreté du liquide secrété.

DE LA POSSIBILITÉ D'UNE GUÉRISON RADICALE DE LA SYPHILIS.

On m'a quelquefois demandé s'il était vrai que la syphilis ne guérissait jamais complétement, et qu'il en restait toujours quelque chose à l'état latent au sein de l'organisme.

Cette supposition, cette crainte, chez les malades, a vraisemblablement pour origine l'impossibilité dans laquelle se déclare souvent le médecin, d'affirmer que la disparution de tout symptôme d'une infection syphilitique ne sera pas suivi plus tard d'autres manifestations de la même maladie, ce qui déjà n'est pas la même chose qu'une incurabilité absolue.

Mais si quelquefois il n'est pas possible de rassurer le malade contre une réapparition ultérieure d'accidents syphilitiques, pour le plus grand nombre de cas il n'en est pas ainsi, car, outre les circonstances où le mal a pu être considéré comme purement local lors de sa première manifestation, un traitement rationnel, complet et suffisamment continué des symptômes de syphilis, préservera dix-neuf fois sur vingt de la production d'autres symptômes de même nature.

CONSEILS IMPORTANTS A SUIVRE DANS LES CAS DE GONORRHÉE ET DE CHANCRES NAISSANTS.

Je terminerai cet opuscule par un chapitre qui s'écarte un peu de son titre, mais nullement de son but, et bien que les observations qui suivent occupent la dernière place dans ce modeste volume, je prie le lecteur de ne leur en pas accorder une moindre attention.

Les maladies vénériennes débutent presque toujours par un chancre ou un écoulement urétral. Or, il existe un mode de traitement qui, dans l'immense majorité des cas, réussit à faire disparaître, en quelques jours, l'une et l'autre de ces deux affections, pourvu qu'on l'applique dès leur apparition.

Ce traitement, dit abortif, ne laisse rien à craindre pour l'avenir. Rien, quand son action destructive s'est exercée contre un chancre naissant, parce qu'il est démontré que l'infection générale, quand elle doit avoir lieu par ce symptôme primitif, ne date ordinairement pas d'une époque plus rapprochée du contact infectant que de six à sept jours, et il est rare que dans ce cas, le chancre ne soit pas manifesté avant ce temps.

Quand à la blennorrhagie ainsi rapidement guérie dès son début, l'immunité d'accidents ultérieurs est encore mieux garantie par un autre raison, c'est que cette forme du mal vénérien n'entraîne après elle, qu'à de très rares exceptions, l'infection générale, encore ces exceptions ont-elles été contestées par les syphilographes (peut-être trop exclusifs selon moi), et d'ailleurs, a-t-il jamais été démontré que la secrétion blennorrhagique ou celle du chancre constituassent un travail de dépuration syphilitique?

Ainsi donc, il est extrèmement important de recourir au traitement abortif approprié, aussitôt qu'on s'aperçoit des premiers symptômes d'un ulcère vénérien ou d'un écoulement urétral. Attendre au lendemain, ce serait s'exposer à manquer l'opportunité fugitive dans ces deux cas, du traitement dont nous parlons.

Il y aurait quelque chose de mieux encore à faire que d'attendre la manifestation du mal vénérien pour le juguler immédiatement comme nous l'avons conseillé, ce serait, après un contact suspect, de recourir aux moyens préservatifs que possède la science, parce qu'ils sont d'une efficacité plus constante et que la durée de leur indication est moins restreinte, parce que aussi, celle-ci est plus facile à déterminer.

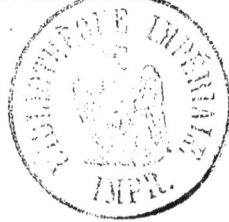

Marseille.— Imprimerie SAMAT, quai du Canal, 9.

www.ingramcontent.com/pod-product-compliance
Lightning Source LLC
Chambersburg PA
CBHW050500210326
41520CB00019B/6298